Ahmed HARBAOUI

Tratamento da hidrocefalia aguda de origem tumoral

Ahmed HARBAOUI

Tratamento da hidrocefalia aguda de origem tumoral

O papel do enfermeiro

ScienciaScripts

Cover image: www.ingimage.com

This book is a translation from the original published under ISBN 978-620-6-72550-3.

Publisher:
Sciencia Scripts
is a trademark of
Dodo Books Indian Ocean Ltd. and OmniScriptum S.R.L publishing group

120 High Road, East Finchley, London, N2 9ED, United Kingdom
Str. Armeneasca 28/1, office 1, Chisinau MD-2012, Republic of Moldova, Europe
Printed at: see last page
ISBN: 978-620-8-20616-1

ÍNDICE DE CONTEÚDOS

INTRODUÇÃO

A hidrocefalia é definida como uma acumulação anormal de LCR nas cavidades fluidas do cérebro sob um regime de pressão elevada num determinado momento da sua evolução. É uma patologia frequente em contextos neurológicos e neurocirúrgicos [1].

É causada pela dilatação do sistema ventricular. É frequentemente secundária a uma obstrução nas vias de circulação do LCR (hidrocefalia obstrutiva), mas também pode ser secundária a distúrbios de secreção ou reabsorção do LCR (hidrocefalia comunicante) [1].

Na Tunísia, a incidência de hidrocefalia está estimada em 5,24% da população. Todas as malformações do sistema nervoso central [1]. É uma doença com etiologias múltiplas, que diferem consoante a idade e que são dominadas por malformações, infecções e tumores. [1]

A hidrocefalia é uma emergência neurocirúrgica que pode pôr a vida em risco devido à hipertensão intracraniana que provoca. É ainda mais grave quando é secundária a um tumor cerebral. O objetivo deste estudo foi conhecer os diferentes métodos terapêuticos da hidrocefalia aguda de origem tumoral e o papel dos enfermeiros na sua gestão.

MATERIAIS E MÉTODOS

I. Equipamento

1. Local do inquérito

Este estudo foi efectuado no serviço de neurocirurgia do principal hospital de formação militar de Tunes.

2. Período do inquérito

O período de recolha de dados foi de 1 mês.

3. Doentes

Trata-se de um estudo retrospetivo baseado na retirada de 32 registos de doentes tratados por hidrocefalia tumoral, recolhidos durante um período de 10 anos e meio, de 2009 a 2019.

- Critérios de inclusão

O nosso estudo inclui qualquer doente com hidrocefalia aguda de tumor confirmada por neuroimagem.

- Critérios de exclusão

O nosso estudo exclui qualquer doente que apresente hidrocefalia aguda que não seja de origem tumoral, tumor cerebral não associado a hidrocefalia e ficheiros que não possuam os dados necessários para efetuar o estudo.

II. Metodologia

1. Recolha de dados

Para recolher os dados, elaborámos um suporte de recolha de dados (ver Anexo 1), que é um formulário que contém as variáveis medidas para atingir os objectivos fixados. Selecionámos as seguintes variáveis:

- Idade
- Sexo
- Tempo até ao diagnóstico
- Sinais clínicos
- Tipo de neuroimagem
- Tipo de intervenção

2. Processamento de dados

- Os dados recolhidos são processados num microcomputador.
- Os Os gráficos e tabelas estão no EXCEL em WINDOWS.

RESULTADOS

I. Dados epidemiológicos

1) Repartição por género

Verifica-se uma ligeira predominância do sexo masculino, com um rácio entre sexos de 1,5 (Figura 1).

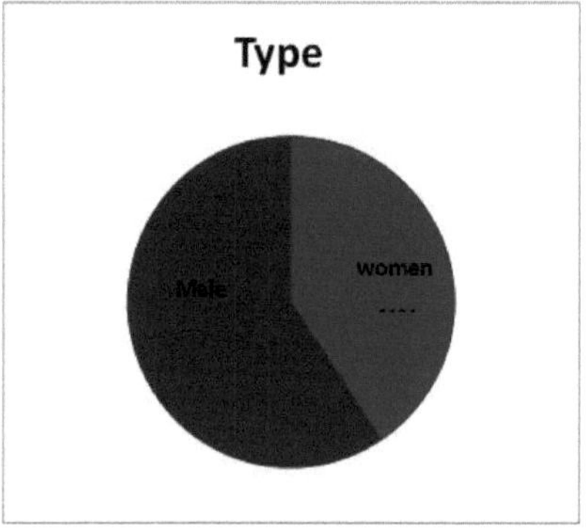

Figura 1: Repartição por género

2) Repartição dos doentes por idade aquando da descoberta

- Dividimos os nossos doentes em três grupos etários (Figura 2)
- De acordo com o diagrama, a maioria dos nossos doentes encontrava-se no grupo etário [0-6 anos].

• A idade média da nossa população era de 14 anos.

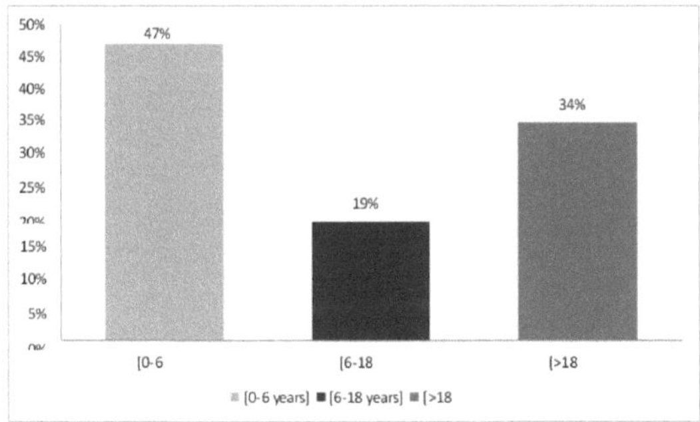

Figura 2: Repartição por idade de descoberta

II.DADOS CLÍNICOS

1) Atraso no diagnóstico

Entre um mínimo de 02 dias e um máximo de 60 dias.

2) Sinais clínicos

Os sinais clínicos são dominados por uma síndrome HTIC (dor de cabeça, vómitos e perturbações visuais).

Tabela I: Distribuição por sinais clínicos

Perturbação da consciência	7	12.5%
Síndrome HTIC	30	93.75%
Convulsão	5	15.63%
Deficiência do VIème par craniano	2	6.25%

III. PARA DADOS CLÍNICOS

1) Tipo de neuro-imagem

- Foram efectuadas tomografias computorizadas cerebrais em 29 doentes.

- A RM cerebral foi efectuada em 18 doentes, incluindo 3 que foram submetidos a RM no início (Figura 3)

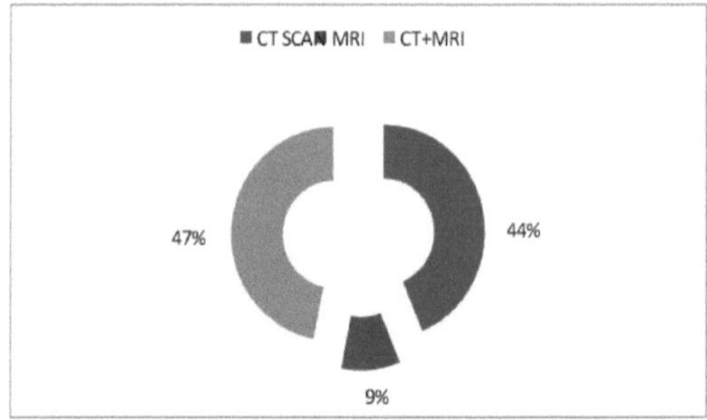

Figura 3: repartição por neuroimagem

2) Local do tumor

- O local do tumor mais afetado foi o sub-tentorial. (Figura 4).

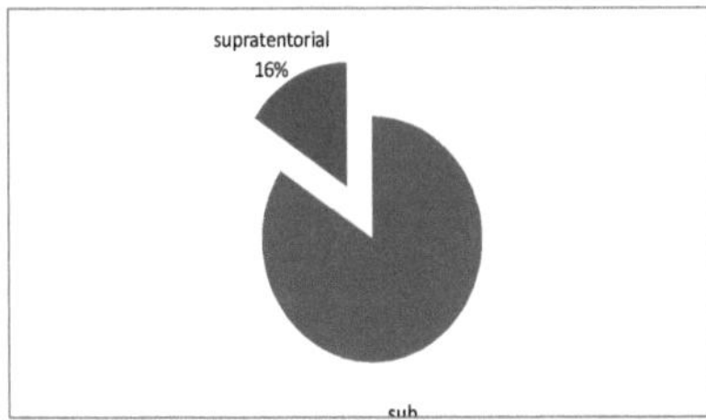

Figura 4: Distribuição por local do tumor

- A maioria destes tumores situava-se em V4 (Figura 5).

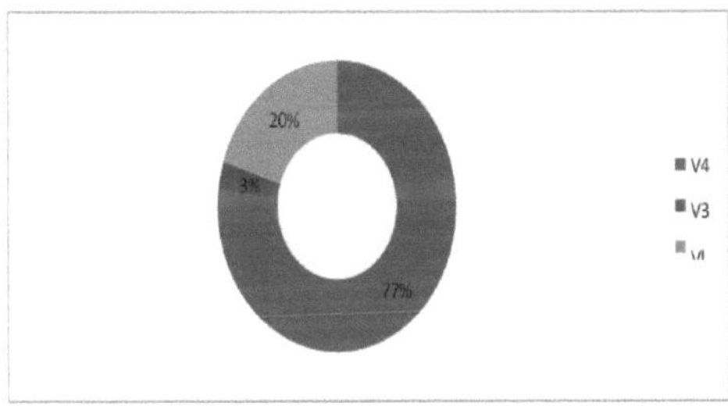

Figura 5: Distribuição de acordo com a localização do tumor

O tipo de hidrocefalia

- a hidrocefalia tri-ventricular é predominante (Figura 6)

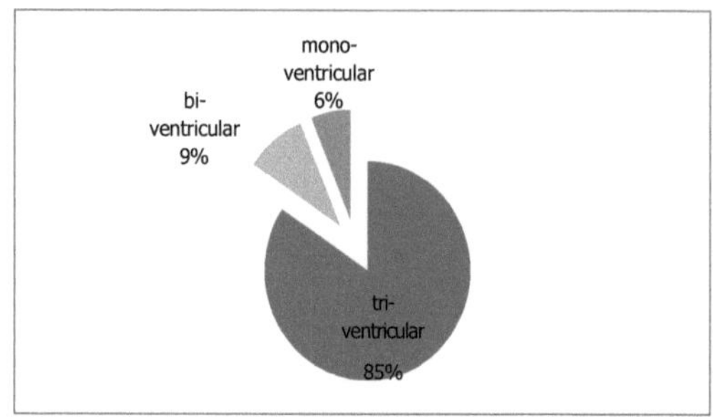

Figura 6: Distribuição de acordo com o tipo de hidrocefalia

IV. Tratamento

Todos os casos foram tratados cirurgicamente, com remoção do tumor em todos os casos.

• 13 doentes foram submetidos a derivação ventrículo-peritoneal (PVS), ou seja 41%

• 5 doentes beneficiaram de um bypass ventricular externo (EVB), ou seja 16%

• 4 doentes foram submetidos a uma ventriculocisternostomia (VCSE) por endoscopia (13%)

• 10 doentes foram submetidos a excisão imediata do tumor (30%)

Quadro 3: Repartição por tratamento

DVE	5
DVP	13
CVSE	4
Remoção inicial do tumor	10

V. Evolução

A evolução da hidrocefalia foi favorável em 100% dos casos, com melhoria clínica (regressão dos sinais de HTIC) e/ou radiológica (diminuição da dilatação ventricular na TAC cerebral).

VI. Complicações

No nosso trabalho, conseguimos encontrar :

- 8 casos de meningite bacteriana
- 1 caso de bloqueio da válvula
- 1 caso de deslocação extra-ventricular do cateter ventricular DVE
- 1 caso de fracasso do VCSE que requer DVP

DISCUSSÃO

I. Dados epidemiológicos

1. Tipo

A maioria dos estudos sobre hidrocefalia de origem tumoral mostra uma predominância masculina, com um rácio entre sexos geralmente superior a 1,5 [2].

No nosso estudo, encontrámos 19 doentes do sexo masculino (59%) e 13 do sexo feminino (41%), com uma ligeira predominância do sexo masculino e um rácio de sexo de 1,5.

2. Idade

Na literatura, a idade média de descoberta de um tumor cerebral complicado por hidrocefalia é de cerca de 5 a 10 anos em crianças [3,4] e de cerca de 36 anos em adultos [5]. Na nossa série, o grupo etário mais afetado foi o dos 0 aos 6 anos em 15 casos. casos (47%) com uma idade média de 14 anos.

II. Dados

1. Atraso no diagnóstico

O tempo necessário para diagnosticar a doença varia muito de uma série para outra. Pode variar de alguns dias a algumas semanas. Chegou mesmo a ser de vários meses a 1 ano para CHTIRA et al [6]. No nosso estudo, o tempo para o diagnóstico variou de um mínimo de 02 dias a um máximo de 60 dias.

2. Sinais clínicos

Segundo BERETTE et al, a frequência de HTIC na hidrocefalia associada a um tumor da fossa posterior foi de 92,5% [7], o que é consistente com o nosso estudo (presente em 93,75% dos casos).
Para além da síndrome HTIC, a hidrocefalia de origem tumoral pode produzir :

- perturbações da consciência (12,5% no nosso estudo).
- convulsões (15,63% no nosso estudo).
- envolvimento do VIème par craniano (6,25% no nosso estudo).
- Perturbações do comportamento e do carácter

- síndrome cerebelar, ataxia ao andar, nistagmo, disartria e/ou distúrbios de coordenação, e sinais de irritação piramidal. [8]

III. DADOS PARA-CLÍNICOS

1. Tipo de neuroimagem

A tomografia computorizada cerebral mostra todo o sistema ventricular e dá uma ideia da etiologia da hidrocefalia. Ao mostrar as caraterísticas da dilatação ventricular (uni, bi ou tri-ventricular) em caso de obstrução, a TAC permite localizar o local do obstáculo.Na nossa série, o primeiro exame complementar a efetuar na presença de hipertensão intracraniana é a TAC cerebral. **A RM cerebral** oferece uma melhor resolução de imagem do que a TAC, evita a necessidade de irradiar os doentes e é mais sensível para explorar pequenos tumores do sistema nervoso central ou malformações cerebrais que possam estar na origem da hidrocefalia. A TC cerebral por RM, raramente utilizada como exame de primeira linha (em 3 casos na nossa série), é frequentemente utilizada como complemento da TC cerebral (18 casos na nossa série).

2. Local do tumor

Os tumores da fossa cerebral posterior são responsáveis pela hidrocefalia obstrutiva em mais de 80% dos casos [9,10]. O mesmo se verificou no nosso estudo, em que o local mais afetado foi o subtentorial (fossa cerebral posterior) em 84% dos casos, em comparação com o supratentorial (16%). A maioria destes tumores era intraventricular (V4 em 23 doentes, VL em 6 doentes e V3 em 1 doente).

IV. Tratamento

O tratamento terapêutico da hidrocefalia aguda de origem tumoral deve reduzir a pressão intracraniana e restabelecer o livre fluxo do LCR. O tratamento médico sintomático deve, portanto, ser iniciado muito rapidamente enquanto se aguarda o tratamento cirúrgico, que será sintomático e depois etiológico, ou mesmo etiológico desde o início.

1) Tratamento médico com manitol

- Diminui o teor de água cerebral através do aumento da osmolaridade e reduz a viscosidade do plasma, levando a uma vasoconstrição cerebral compensatória se os mecanismos de autorregulação ainda estiverem preservados.

- Pensa-se também que o manitol reduz a secreção e o volume do LCR.

- O manitol é geralmente prescrito numa dose de 0,5 a 2 g/kg por via intravenosa durante 15 minutos, seguido de bólus de 25 g assim que a pressão intracraniana aumenta.

- Devem ser tidos em conta os possíveis efeitos secundários (insuficiência renal, desidratação, efeito de ricochete, etc.) [11].

Hiperventilação para reduzir a PCO2: em certos casos, a concentração de PaCO2 pode ser reduzida para 30-35 mmHg (aumento da frequência de ventilação). Ao induzir a vasoconstrição, o objetivo é reduzir o fluxo sanguíneo cerebral e, consequentemente, o volume sanguíneo cerebral e a PIC [11].

Posição de 30° pró-Trendelenburg, cabeça alinhada com o corpo Melhora a HIC[11].

Corticosteróides: Actuam sobre o edema peritumoral através da redução da permeabilidade vascular, que reduzem pela sua ação anti-inflamatória, e reduzem a HTIC [11].

Furosemida: Este diurético pode ser combinado com os corticosteróides tradicionais na esperança de melhorar a ação anti-edematosa. Pensa-se que aumenta e prolonga o efeito do manitol [11].

2) Tratamento cirúrgico

2.1 Tratamento cirúrgico sintomático :

É o tratamento da hidrocefalia aguda propriamente dito. Consiste na drenagem ventricular externa (temporária) ou interna (permanente) através de uma derivação ventrículo-peritoneal ou de uma ventriculocisternostomia endoscópica.

2.1.1 Bypass ventricular externo :

a) Descrição

A derivação ventricular externa (EVS) consiste num cateter multifenestrado implantado cirurgicamente num dos ventrículos laterais, ligado a um tubo externo que contem um sistema de recolha graduado estéril **(Figura 7)**, que permite a drenagem externa controlada e transitória do LCR. Ajustando a altura do dispositivo de drenagem, é possível controlar o fluxo de LCR. A drenagem funciona segundo o princípio dos vasos comunicantes. Pode ser montada muito rapidamente e é, portanto, mais adequada para emergências extremas [12]. Na nossa série, 5 doentes beneficiaram deste procedimento (16%).

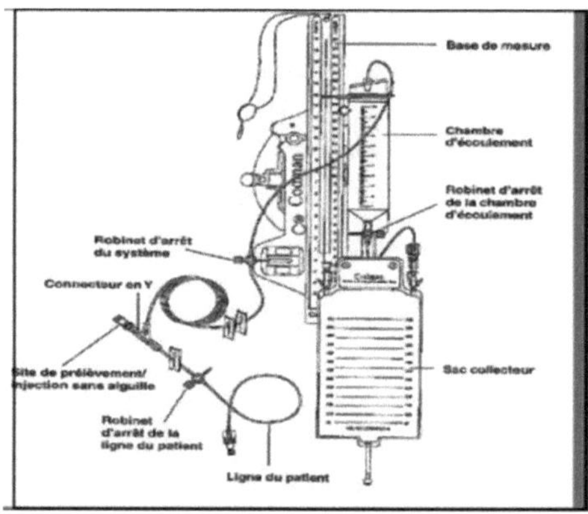

Figura 7: ilustração do sistema de drenagem. [13]

b) Instalação do nível de drenagem

O nível zero é definido pelo canal auditivo externo (CAE) do ouvido e corresponde ao orifício de Monroe no sistema ventricular. A contrapressão é prescrita pelos médicos para controlar o fluxo do LCR. Esta contra-pressão é obtida através do posicionamento da câmara do conta-gotas à altura prescrita (em cm H2O) em relação ao zero previamente estabelecido.O LCR flui como resultado da diferença de pressão entre os ventrículos. e a câmara de gotejamento. Por conseguinte, é essencial respeitar o nível prescrito, independentemente da posição do doente (30°, meio sentado, etc.), caso contrário corre-se o risco de a drenagem ser demasiado grande ou ineficaz. [O 0 do sistema de drenagem e o nível da cabeça de pressão devem, portanto, estar sempre ao mesmo nível (o da ACE) e devem ser reajustados de acordo com a posição da cabeça do doente. (Figura 8)

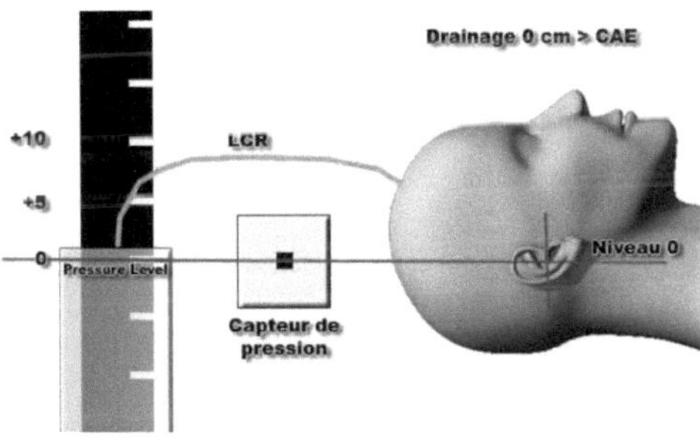

Figura 8: Representação teórica do nível 0

c) Os riscos

- Infecciosas ++++ (abcessos no trajeto do dreno, ventriculite, meningite, fugas de LCR à volta do cateter): AS MANIPULAÇÕES DEVEM, POR CONSEGUINTE, SER LIMITADAS AO MÁXIMO E EFECTUADAS COM UMA ASSEPSIA EXTREMAMENTE RIGOROSA.

A porta de drenagem e o início do cateter devem permanecer esterilizados e sob um penso oclusivo.

- Hemorrágico: hematoma intracerebral com ou sem inundação ventricular quando o cateter ventricular é inserido.

- Mau funcionamento :

- obstrução ou migração do cateter ventricular ou drenagem insuficiente do LCR, o que pode levar a HTIC

- sobredrenagem (hiperdrenagem), que pode levar a uma diminuição do estado de alerta, a hemorragias intracerebrais ou sobretudo subdurais, ou mesmo a um envolvimento cerebral. [14]

2.1.2 Bypass ventriculoperitoneal

O desvio ventrículo-peritoneal (PVP) do líquido cefalorraquidiano é o tratamento mais comummente utilizado para a hidrocefalia. [15]

a) Descrição

Esta técnica consiste em drenar o LCR das cavidades ventriculares para a cavidade peritoneal, onde é reabsorvido. Para tal, é utilizado um sistema de shunt constituído por um cateter ventricular, uma válvula e um cateter peritoneal **(Figura 9)**[16]. Na nossa série, 13 doentes foram submetidos a derivação ventrículo-peritoneal (41%).

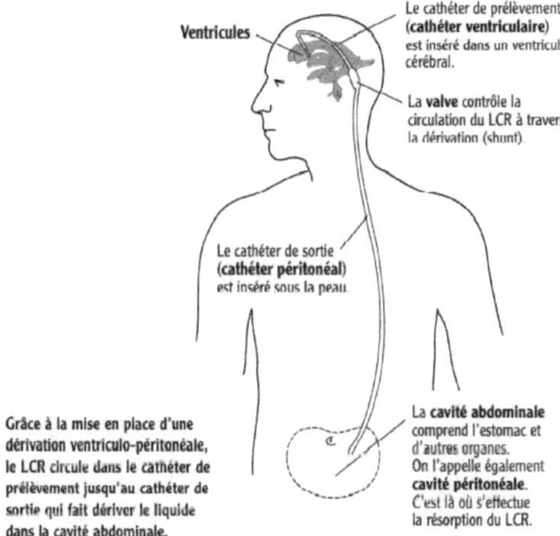

Figura 9: Componentes de uma derivação ventriculoperitoneal

b) Os riscos

- obstrução (bloqueio do sistema de bypass)

- infeção (meningite)

- falha mecânica (rutura ou deslocação do bypass)

- drenagem excessiva ou ineficaz do LCR

- Perfuração gastrointestinal[17].

2.1.3 Ventirculo-cisternostomia endoscópica

a) Descrição

A ventriculocisternostomia endoscópica (VCSE) consiste em estabelecer a comunicação entre o terceiro ventrículo e as cisternas basais através de um ventriculoscópio introduzido através de um orifício de perfuração. frontal. O estoma no assoalho do terceiro ventrículo é utilizado para contornar um obstáculo no aqueduto mesencefálico. Trata-se de um bypass interno do LCR. [18] **(Figura 10)** Na nossa série, esta técnica foi efectuada em 4 doentes.

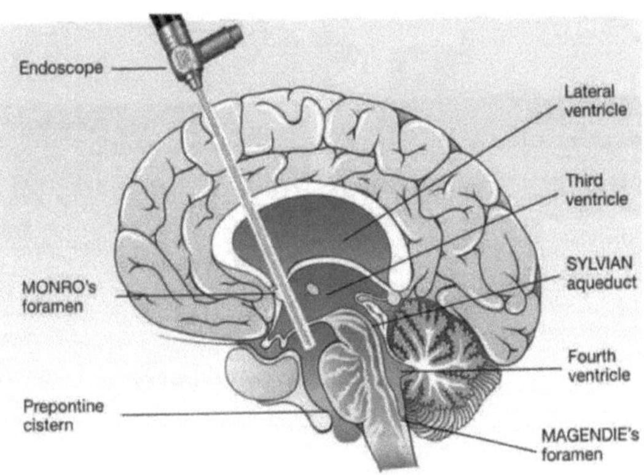

Figura 10: Representação teórica do VCS [19].

b) Os riscos

- Hemorragia intraventricular

- Perturbações neurológicas:Coma, perturbações da vigilância, convulsões, perturbações oculomotoras, perturbações da memória.

- Meningite

2.2 Tratamento cirúrgico etiológico

É o tratamento radical do tumor cerebral propriamente dito. Em certos casos em que a hidrocefalia aguda não é claramente ameaçadora da vida e em que a ressecção cirúrgica é possível num curto espaço de tempo, o doente pode beneficiar da ressecção imediata do tumor, o que garantirá o tratamento etiológico e o restabelecimento da circulação normal do LCR no mesmo tempo operatório. Na nossa série, 10 doentes (30%) foram submetidos a ressecção imediata do tumor.

V. Complicações

1. Meningite :

Pode complicar todos os tipos de válvulas. Podem ser meningites purulentas clássicas, mas 60% são devidas a estafilococos brancos, de origem cutânea, ocorrendo a contaminação aquando da colocação do equipamento, mesmo quando esta se revela tardiamente. Estas formas de meningite desenvolvem-se de forma silenciosa, manifestando-se por um mau funcionamento do sistema de derivação, sintomas febris persistentes ou uma ligeira deterioração do estado geral. O diagnóstico baseia-se na punção lombar, que comprova a meningite, mas só com dificuldade encontra o germe, que não é muito patogénico. O tratamento é difícil e baseia-se na antibioticoterapia e na remoção do material; por vezes, é necessário um bypass externo temporário. O melhor tratamento é preventivo: a experiência do cirurgião, a rapidez da operação, a redução do tamanho e do número de incisões cutâneas, a antibioterapia dirigida ao estafilococo branco e a utilização de um isolador no bloco operatório. Estas medidas reduziram o número de complicações infecciosas para menos de 5%[20]. No nosso estudo, 8 doentes desenvolveram meningite.

2. Obstrução da válvula

O segundo local mais provável de obstrução é a válvula de derivação. As causas mais comuns de obstrução da válvula incluem falha de hardware e obstrução por resíduos de tecido ou produtos sanguíneos. Atualmente, não existe nenhuma válvula no mercado que seja menos suscetível de obstruir do que outras[21]. Independentemente da válvula que é inserida, existem alguns passos simples que os neurocirurgiões podem tomar para reduzir o risco de obstrução da válvula no pré-operatório: Uma vez colocado o cateter ventricular, sugere-se que seja drenada uma pequena quantidade de LCR para remover sangue e resíduos de tecido antes de a válvula ser ligada ao sistema de derivação. Além disso, ao conectar a válvula, recomenda-se que o sistema seja irrigado com solução salina, para evitar a introdução acidental de sangue ou resíduos de tecido nos cateteres e na válvula. [22] Em nosso estudo, apenas um paciente apresentou obstrução da válvula.

3. Migração

Define-se como o fenómeno em que o cateter se desloca da sua localização inicial adequada para uma posição em que a drenagem fica gravemente comprometida ou ausente. A migração do cateter ventricular é frequentemente secundária à existência de uma força mecânica, particularmente em crianças pequenas que movimentam a cabeça de forma demasiado brusca. Pode também ser secundária à baixa resistência na conexão com a válvula ou, mais raramente, ao mau posicionamento da conexão entre o cateter ventricular e a válvula[23]. No nosso estudo, apenas um doente apresentou uma deslocação extra-ventricular do cateter ventricular da DVE.

VI. Cuidados de enfermagem

1. Cuidados de enfermagem pré-operatórios

Preparação psicológica :

- Os doentes devem poder exprimir os seus receios e a sua falta de conhecimentos em qualquer altura.
- O estabelecimento de uma relação de confiança permitirá aos pacientes exprimirem as suas ansiedades e colocarem quaisquer questões que possam ter.

Preparação da pele :

Objetivo: reduzir o risco de infeção através da redução da flora bacteriana transitória e da flora comensal na área cirúrgica.

- Depilação : Barbear
- Duche: Com sabão antissético Preparação geral :
- Verificar a integridade do conteúdo do ficheiro
- Refeição ligeira na véspera

- Jejum depois da meia-noite
- Tomada de parâmetros vitais
- Sem anticoagulante pré-operatório Na manhã da operação :
- Verificação dos exames biológicos e radiológicos
- Jejum: lembrar o doente
- Verificação final do ficheiro
- Tranquilizá-los quando se vão embora

2. Cuidados de enfermagem pós-operatórios

a) DVE

Precauções gerais

- Respeitar o nível prescrito e mantê-lo independentemente da posição do doente.

- Não se pode injetar ou aspirar diretamente para o dreno (exceto se prescrito por um médico e deve ser efectuado por um médico)

- Fechar as pinças ao deslocar o doente e voltar a abri-las logo que possível.

Cada vez que o sistema é mobilizado, o seu nível altera-se. Se o DVE não for fixada, existem dois riscos:

- Se o DVE for demasiado baixo :

Risco de esvaziamento abrupto do LCR, levando ao colapso ventricular

- Se o DVE for demasiado elevado :

Risco de HTIC e dilatação ventricular.

Controlo de enfermagem

- Efetuar um controlo neurológico: Uma alteração das pupilas, uma alteração do estado de consciência ou o aparecimento de um défice neurológico devem alertar o enfermeiro, que deve procurar aconselhamento médico.

- Monitorizar o aspeto do LCR: aguado, hemorrágico, turvo, purulento ...

- Verificar se o sistema é estanque e permeável, baixando a câmara do conta-gotas abaixo do ACE duas vezes de 12 em 12 horas (durante alguns segundos).

- É essencial verificar se o sistema não está dobrado ou ocluído.

- Monitorizar a quantidade de LCR na câmara de drenagem de hora a hora, de duas em duas horas ou de quatro em quatro horas (consoante a prescrição) e esvaziá-la de cada vez para o saco de recolha. Se o caudal de drenagem se alterar de forma anormal (caudal > 10-20cc/h ou < 5cc/h), informe o médico.

- registar a quantidade de LCR na folha de controlo fornecida.

- A temperatura deve ser monitorizada duas vezes por dia: qualquer hipertermia deve levantar a suspeita de meningite.

- A mudança do penso permite uma monitorização regular do local da punção, do cateter e da ferida cirúrgica. Este controlo deve ser efectuado de 48 em 48 horas, com uma assepsia rigorosa.

- Monitorização das complicações relacionadas com o decúbito. [13]

b) DVP, VCSE e remoção imediata do tumor

Monitorização neurológica :

- Estado de consciência

- Sinais de HTIC: dor de cabeça, vómitos e perturbações visuais

- Procurar perturbações sensoriais ou motoras para detetar um hematoma compressivo ou uma fuga de líquido cefalorraquidiano.

- Teste de sensibilidade

- Testar as capacidades motoras

- Controlo dos esfíncteres Monitorização hemodinâmica :

- Impulso

- Tensão arterial

- Temperatura: controlo rigoroso e regular para detetar o risco de infeção

- Frequência respiratória Monitorização da diurese

Controlo da dor: para adaptar o tratamento analgésico e torná-lo mais eficaz.

Mudança de penso: para prevenir a infeção ou a formação de coágulos, proteger a ferida, ajudar a cicatrização e assegurar o conforto e a higiene do doente.

- Conforme prescrito pelo seu médico (geralmente a cada 48 horas)

- Respeitar uma assepsia rigorosa

- Monitorizar o local da punção sempre que o vestir e comunicar qualquer dor, vermelhidão, inchaço ou calor para detetar o risco de infeção.

- O penso deve ser sempre oclusivo, estéril e limpo. Monitorizar as complicações associadas ao decúbito:

- Mudar de posição para evitar úlceras de pressão e controlar a posição da cabeça para evitar a pressão sobre a válvula.

- Assegurar o equilíbrio nutricional.

Controlo biológico: por prescrição médica

Cuidados de enfermagem:

- Ajuda na lavagem de certos doentes.
- Renovação de camas, higiene das camas.
- Ajudar alguns doentes a tomar as suas refeições.

CONCLUSÃO

Este trabalho insere-se num estudo teórico-prático realizado no principal hospital de formação militar de Tunes, mais concretamente no serviço de neurocirurgia. O objeto deste trabalho é a hidrocefalia de origem tumoral. Este estudo de base hospitalar analisou os diferentes métodos de tratamento da hidrocefalia de origem tumoral e clarificou o papel dos enfermeiros na gestão desta patologia. A hidrocefalia aguda de origem tumoral afecta todas as faixas etárias e mais especificamente as crianças, sendo os sinais clínicos da hidrocefalia aguda tumoral dominados pela síndrome HTIC. As localizações tumorais mais afectadas foram a subentorial e o quarto ventrículo. A remoção do tumor foi efectuada em todos os casos. Os enfermeiros desempenham um papel fundamental nesta patologia, devendo dominar os gestos e atitudes específicos necessários para participar efetivamente na evolução do serviço de neurocirurgia. São também responsáveis pelo acompanhamento psicológico e pelo apoio às famílias e aos familiares dos doentes.

APÊNDICES

Formulário de recolha de dados (apêndice 1)

Dados epidemiológicos :

- Sexo :masculino feminino
- A era dos descobrimentos :

o De 0 a 6 anos

o 6 anos-18 anos

o>18 anos

Dados clínicos :

- Tempo de diagnóstico:
- Sinais clínicos :

o Perturbação da consciência

o Síndrome HTIC

o Convulsão

o Deficiência do VIème par craniano

Dados para-clínicos :

Tipo de neuroimagem :

- o TAC
- o RMN
- o TAC+RM

- Local do tumor :

- o sus tentoriel
- o Sub tentorial

- Localização do tumor :

- o V3
- o V4
- o VL

- Tipo de hidrocefalia :

- o Ventrículo único
- o Bi-ventricular
- o Tri-ventricular

Tratamento :

- Remoção inicial do tumor
- DVE
- DVP
- C V S E

Tendência: favorávelfavorável

Complicação

REFERÊNCIAS BIBLIOGRÁFICAS

1. Dominic NPT. Hidrocefalia. Neurosurgery 2009;27(3):130-4.

2. MICHEAL D. TAYLOR, JAMES T. RUTKA. Medulloblastoma.

3. LACOUR B, DESANDES E, MALLOL N, SOMMELET D.O registo do cancro infantil da Lorena: incidência, sobrevivência 1983-.1999.Archives de pediatrie 2005;12:1577-86.

4. ROGER J. PACKER. Tumores cerebrais em crianças. Arch Neurol. 1999;56: 421-5

5. LEZAR S, ZAMIATI W, HASSAN H, ADIL A.Les tumeurs de la fosse cerebrale posterieure (a propos de 80 cas). EMC (Elsevier Masson SAS),Neurologie, 2008;89(10):1580-1.

6. DR.KAMEL CHTIRA, Tratamento da hidrocefalia devido a tumores da fossa cerebral posterior: desvio ventrículo-peritoneal versus ventriculocisternostomia.

7. BERETE I. Tumores da fossa cerebral posterior. Tese de Medicina. Fez 2009

8. CAIRE F, GUEYE EM, FISCHER-LOKOU D, DURAND A, MARTEL BONCOEUR MP, FAURE PA, et al.

Hidrocefalia em crianças e adultos. EMC (Elsevier Masson SAS), Neurologia, 17-160-C-40, 2009.

9. CHERQAOUI A H.Neoplasias da fossa cerebral posterior em adultos.These de Med. Casablanca 1992,19.

10. KHASAWNEH NH.Hidrocefalia em tumores da fossa posterior: Derivação ventrículo-peritoneal versus terceira ventriculostomia endoscópica.Pan Arab Journal of Neurosurgery 2010; 14(1):46-9.

11. https://www.oncolie.fr/espace-medecins/les-referentiels/classement-anatomy/nervous system/neuro-oncology-treatment-symptoms/f

12. file:///C:/Users/LENOVO/Downloads/SARI%20DONMEZ_These med_2016.pdf

13. https://www.srlf.org/metier-dide-reanimation/fiches-techniques/fiche-n11-external-ventricular-derivation/

14. file:///C:/Users/LENOVO/Downloads/protocole_dve_2017%20(2) pdf

15. http://dvpdumonde.org/images/webneurologie.pdf

16. http://infoneuro.mcgill.ca/images/stories/Documents/vp_shunfr.pdf

17. Sr. Aristide MBONIHANKUYE. Complicações dos shunts

ventrículo-peritoneais na hidrocefalia.

18. http://wd.fmpm.uca.ma/biblio/theses/annee-htm/FT/2009/these26-09.pdf

19. GUIOT G.Ventrículo-cisternostomia para estenose do aqueduto de Sylvius.Ata Neurochir (Wien) 1973;28:275-89.

20. P . Landrieu , J. Comoy, M. Zerah Hidrocefalia em crianças EMC 1988 Pediatria - Doenças infecciosas [4-096-A-10]

21. Hiroji MIYAKE. Dispositivos de derivação para o tratamento da hidrocefalia em adultos: progressos recentes e caraterísticas. Neurologia medico-chirurgica Data de publicação antecipada: 4 de abril de 2016

22. Browd SR, Ragel BT, Gottfried ON, Kestle JRW. Falha de Shunts de Fluido Cerebrospinal: Parte I: Obstrução e Falha Mecânica. PediatrNeurol 2006;34:83- 92.

23. Strachan R, Woon K, wong P, taylor J. Pitfalls in perinatal shunt surgery: Uma perspetiva pessoal. Eur J PediatrSurg 2002;12:S25-S52.

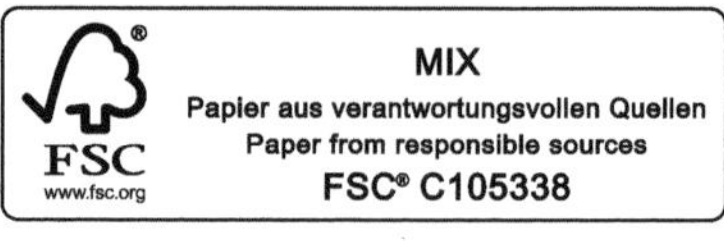

Printed by Books on Demand GmbH, Norderstedt / Germany